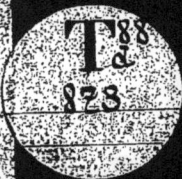

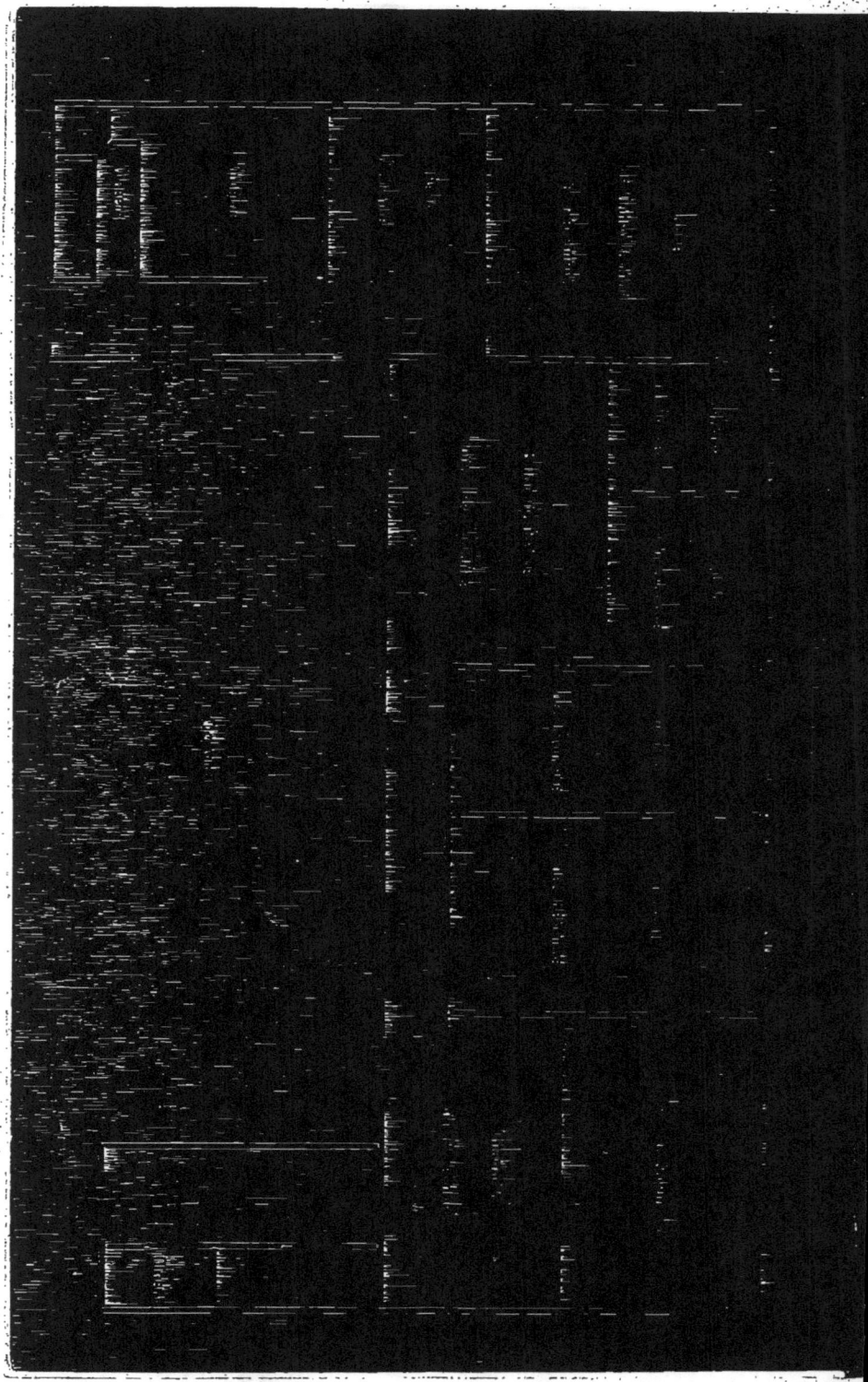

COMPTE-RENDU

CLINIQUE OPHTALMOLOGIQUE

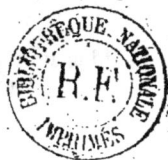

du Dʳ L. VIGNES

pour 1893.

———

La clinique ouverte le 1ᵉʳ février 1889 est située 18, rue Dauphine, à proximité du Pont-Neuf, dans un quartier central que de nombreux moyens de communication (omnibus, bateaux, tramways) relient aux divers points de Paris.

A petite distance de la faculté de médecine et du quartier des écoles, elle se trouve à la portée des élèves qui y ont libre accès.

Elle a été fondée et est entretenue à nos frais.

Au premier étage sur rue d'une vaste maison, la clinique est largement aérée ; aussi, les opérés qui y séjournent se trouvent-ils dans d'excellentes conditions hygiéniques. Nous attribuons à ces causes et aux précautions antiseptiques qui y sont prises, l'absence absolue depuis la fondation, de toutes complications de suppurations ou d'infections chez nos opérés.

La clinique comprend *(Voir le plan)* :

1° Une salle d'attente ;

2° Une salle de consultation, réservée aux examens (réfraction, pansements, etc.), avec chambre noire ;

3° Une chambre d'opérations ;

4° Un salon de repos pour les malades qui peuvent quitter leur lit ;

5° Des dortoirs ;

6° Le logement du personnel et les dépendances.

Les parois de la chambre à opérations, à angles arrondis, sont revêtus de lamelles de zinc préparées et vernissées par procédé spécial, que l'on peut laver sans crainte de les altérer avec les solutions antiseptiques en usage. Le sol est recouvert d'un linoléum.

Les tables, tablettes, vitrines à instruments, sont en cuivre nickelé et en verre ; il est facile de les entretenir dans un parfait état de propreté.

L'éclairage diurne est assuré par une large et haute fenêtre qui prend jour en face d'une rue, ce qui évite les reflets cornéens produits par la lumière réfléchie, si gênants pour l'opérateur. Grâce à un store, la chambre à opérations est transformée rapidement en chambre noire, éclairée alors par un photophore à gaz ou électrique, suivant le besoin.

Les consultations sont faites tous les jours, de 1 heure à 3 heures et sont gratuites.

Dans l'année courante, le nombre des malades nouveaux qui se sont fait inscrire et ont suivi le traitement approprié à leur état, a atteint le chiffre de 1849.

Ils se décomposent de la façon suivante :

Maladies de la Conjonctive, 368.

Conjonctivites (catarrhales, folliculaires, traumatiques) . 241
—   blennorrhagiques (adultes) 4
—   purulentes (nouveaux-nés) 15
—   phlycténulaires 62
—   granuleuses 16
Ecchymoses sous-conjonctivales 14
Chancre syphilitique de la conjonctive 1
Ptérygions 8
Corps étrangers de la conjonctive 7

Maladies des Paupières, 206.

Blépharite ciliaire 44
Blépharo-conjonctivite 32
Chalazions 47
Impétigo et eczéma des paupières 13
Abcès et furoncles de la paupière 14
Orgeolets 17
Kystes du bord libre 11
Papillomes des paupières 2
Zona fronto-palpébral 2
Ptosis 5
Trichiasis 8
Ectropion 6
Blépharospasme 5

Maladies du Sourcil, 1.

Kyste du sourcil 1

Maladies de la Cornée, 372.

Keratites phlycténulaires 86
Ulcérations de la cornée 71
Abcès 23
Ulcères à hypopyon 11
Pannus cornéen 8
Kératites parenchymateuses 12
Taies de la cornée 83
Leucômes adhérents 17
Corps étrangers de la cornée 61

Tractus uvéal, 110.

Iritis 25
Iritis avec occlusion pupillaire 8
Irido-choroïdites 27
Choroïdites 28
Sclero-choroïdites 9
Glaucomes 13

Maladies de la Sclérotique, 14.

Sclérites 4
Episclérites 10

Maladies de la Rétine, 40.

Rétinites 8
   —   pigmentaires 1
Hémorrhagies rétiniennes 7
Chorio-rétinites 12
Décollements rétiniens 10
Fibres à double contour 2

Maladies du Cristallin et du Corps vitré, 106.

Cataractes séniles 73
   —   secondaires 6
   —   congénitales 11
   —   traumatiques 14
   —   zônulaires 2

— 4 —

Maladies du Nerf optique, 75.

Névrites optiques...................................... 6
Atrophie des papilles................................. 34
Amblyopies toxiques.................................. 27
— diverses.. 8

Maladies des Muscles de l'Œil, 88.

Paralysies musculaires................................ 21
Ophtalmoplégies internes............................. 8
Strabismes internes................................... 37
— externes..................................... 9
Nystagnus.. 8
Myosis... 5

Anomalies de Réfraction, 399.

Hypermétropie.. 152
Myopie... 72
Astigmatisme... 141
Presbyopie... 34

Maladies des Voies lacrymales, 63.

Larmoiement.. 32
Dacryocystite.. 20
Fistules lacrymales.................................. 2
Phlegmon du sac...................................... 9

Traumatismes.

Plaies diverses...................................... 7

Presque tous ces malades sont revenus jusqu'à leur entière guérison ; d'où une moyenne de 50 à 60 malades à consulter ou à panser chaque jour.

L'expérience nous ayant démontré combien est insuffisante la délivrance banale d'une ordonnance, nous préférons que la médication prescrite soit appliquée à la clinique ; dans ce but, nous donnons aux malades les topiques et pièces de premier pansement.

La clinique possède huit lits destinés aux malades dont l'état nécessite une opération importante ou des soins assidus. Ce nombre de lits, quoique restreint, nous permet un grand mouvement de malades, le séjour des opérés à la clinique étant devenu de bien courte durée depuis l'application à l'ophtalmologie des méthodes antiseptiques.

Bon nombre d'opérations ne nécessitent même pas l'hospitalisation des malades. Nous les renvoyons sous pansement inamovible au collodion.

Pendant l'année 1893, nous avons eu à pratiquer à notre clinique 171 opérations qui se répartissent de la façon suivante :

Blepharoplastie................................... 2
Pterygions....................................... 6
Ptosis.. 2
Trichiasis....................................... 3
Ectropion....................................... 2
Canthoplastie.................................... 5
Ablation d'épithelioma de la conjonctive............ 1
Kyste du sourcil................................. 1
Iridectomies optiques pour taies centrales........... 14
    —   pour leucomes adhérents............. 5
    —   pour cataractes zonulaires............ 1
    —   —   iritis, irido-choroïdites.. 19
    —   —   glaucomes.............. 8
Cataractes (extraction simple).................... 43
    — (extraction à la curette)............... 3
Extraction de cristallin luxé sous la conjonctive..... 1
Irido-capsulotomies.............................. 2
Arrachement capsulaire.......................... 6
Sclérotomies.................................... 3
Enucléation..................................... 1
Ténotomies..................................... 23
Avancements musculaires........................ 7
Ponctions (décollements rétiniens)................. 2
Tatouages de la cornée........................... 8
Destruction ignée du sac lacrymal................. 3

Dans cette énumération ne sont pas comprises les petites opérations, telles que paracentèses de la cornée, ablation de corps étrangers, chalazions, incisions d'abcès, excision de kystes des glandes de Mohl, de papillomes, cautérisations galvaniques, catéthérisme des voies lacrymales, curettage du sac lacrymal, sutures pour plaies diverses.

Cataractes. — Depuis 1883, nous suivons d'une façon presque exclusive, le procédé d'extraction simple. Sur les 43 opérés de cette statistique, nous avons à mentionner seulement deux accidents ; chez l'un d'eux il y eut une très légère hernie du vitré, causée par un mouvement brusque de l'opéré au moment où nous terminions l'extraction des masses corticales. Cet incident sans suite fâcheuse, n'entrava en rien la marche de la cicatrisation complètement parachevée le huitième jour. Chez un autre, nous avons eu un prolapsus de l'iris ; cette malade, une femme, en passant le doigt sous son pansement avait occasionné la hernie irienne par réouverture de la chambre antérieure au septième jour.

Ce fait de prolapsus, joint à un autre survenu chez un de nos opérés en dehors de la clinique, porte pour 1893 à un peu plus de 3 0. 0 la proportion de cette complication chez nos opérés.

Ce dernier cas est celui d'un homme très myope, à globe oculaire saillant, atteint d'un clignotement congénital excessif, que nous dûmes opérer, sans aide, loin de Paris. La réduction de l'iris rendue difficile par la suppression de l'écarteur qui avait dû être retiré avant la fin de l'opération, était cependant bien complète quand le pansement fut placé.

Comme nous avons eu l'occasion de le remarquer à la Société d'ophtalmologie (1), nous considérons que les causes principales du prolapsus post-opératoire, sont essentiellement de nature traumatique : application du pansement, attouchement conscient ou inconscient des opérés.

Strabismes. — Avant toute opération de strabisme, nous cherchons par la mensuration périmètrique à apprécier exactement le degré de la déviation. La ténotomie suffisante pour les déviations inférieures à 18° doit être jointe à l'avancement pour les strabismes de degrés plus élevés.

L'avancement combiné à la résection de l'extrémité du tendon et à un déplacement capsulaire proportionnel à l'effet désiré, nous a permis d'obtenir un redressement total et définitif de l'œil dévié dans des strabismes internes de 40° et 45°. Pour les strabiques très légèrement amblyopes de l'œil dévié, nous avons préféré parfois la double ténotomie. Les exercices stéréoscopiques sont d'utiles adjuvants de l'acte opératoire.

Mais en tant que moyen curatif du strabisme confirmé, leur insuffisance est tellement démontrée que nous trouvons pénible de faire perdre inutilement un long espace de temps à des malades auxquels une opération facile peut procurer une guérison réelle et définitive en moins d'un septenaire. Dans le strabisme non confirmé, strabisme périodique des jeunes sujets, ils secondent l'action des autres moyens optiques.

(1) Bulletin de la Société d'ophtalmologie de Paris.

Irito-Capsulotomie. — La pince-ciseau que nous avons proposée au Congrès de Berlin pour pratiquer l'irito-capsulotomie facilite, plus qu'on ne saurait croire, l'exécution de cette délicate intervention.

Chez un malheureux qui, au moment où nous écrivons ces lignes est encore à notre clinique, nous avons pu créer à travers l'iris et les pseudo membranes inflammatoires, deux larges ouvertures pupillaires, sans perdre une seule goutte d'humeur vitrée.

Il avait été ailleurs l'objet de tentatives opératoires, suivies de hernies du vitré et de l'iris.

Les cornées étaient réduites aux deux tiers de leur hauteur et il n'existait plus de trace de pupille.

Voies lacrymales. — Nous avons eu déjà l'occasion (1) de dire combien nous avons grand intérêt à respecter les conduits lacrymaux; aussi ne les incisons nous presque jamais. La dilatation nous est toujours suffisante pour l'introduction de sondes, même volumineuses dans le canal nasal; nous dépassons rarement du reste le n° 3 de Bowmann. L'emploi de notre canule à œillet latéral, qui ne traumatise pas les parois canaliculaires, est des plus recommandables pour les explorations et les lavages détersifs de ces canaux.

Cette thérapie est suffisante pour les larmoiements simples. Si le sac est dilaté et surtout s'il renferme des mucosités pyoïdes il est préférable, sans s'attarder à ces traitements de patience, dont les résultats sont si souvent négatifs, de recourir d'emblée au curettage ou à la modification ignée du sac. La curette du professeur Terson est d'un maniement facile pour modifier la muqueuse du canal nasal.

Conjonctivite granuleuse. — Nous procédons au traitement de cette conjonctivite, en dehors de sa période aiguë, par le massage. Nous saupoudrons la muqueuse de poudre d'acide borique, puis nous malaxons les tissus trachomateux à l'aide de l'indicateur de la main droite, coiffé d'un tissu compact et résistant.

Si un premier massage est suivi de récidive, nous joignons au second la modification de la muqueuse à l'aide d'un cristal de sulfate de cuivre.

Ulcérations de la Cornée. — Le pansement occlusif, joint à l'emploi de pommade d'aristol ou d'iodoforme, est le traitement de choix. Nous recouvrons l'œil, bien antiseptisé,

(1) Congrès d'ophtalmologie, 1891.

d'un pansement ouaté rendu inamovible par une couche de collodion.

Enseignement. — En outre des discussions diagnostiques, pronostiques et thérapeutiques de chaque jour, à propos des malades nouveaux, le samedi de chaque semaine nous faisons une conférence sur les malades les plus intéressants de la clinique.

Nos élèves et les médecins qui viennent nous visiter assistent aux opérations.

Du 15 novembre à fin mars, cours privé d'ophtalmologie. Ce cours, dont la durée est de 3 à 4 mois, comprend l'étude anatomique de l'œil, les procédés d'investigation et la pathologie oculaire.

Nous désirons dire ici aux confrères français et étrangers, qui sont venus visiter la clinique, combien nous sommes restés sensibles à l'honneur qu'ils nous ont fait.

Nous tenons aussi à adresser tous nos remerciements, à nos collaborateurs, et en particulier à M. Laforest, notre chef de clinique, pour le concours zélé et dévoué qu'il nous prête, tant au point de vue de notre pratique que de notre enseignement médical.

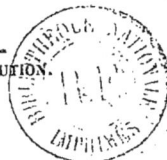

AUXERRE. — IMPRIMERIE DE LA CONSTITUTION.

148

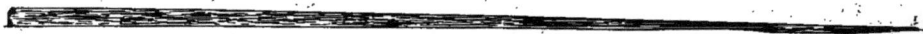

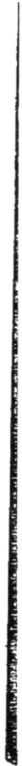